LE

SERVICE SANITAIRE

DE LYON

LE

SERVICE SANITAIRE

DE LYON

SON ORGANISATION MÉDICALE

ET SES RÉSULTATS PRATIQUES

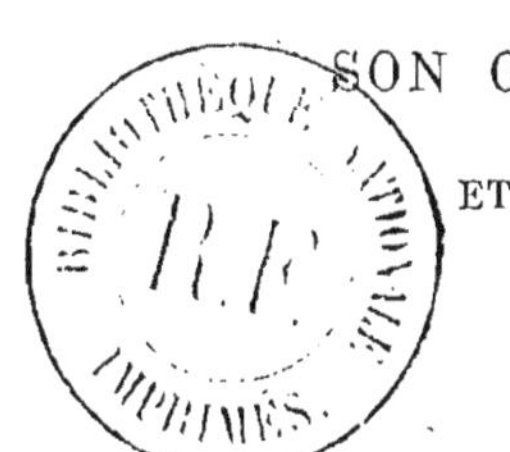

PAR

J. GARIN

Ex-médecin en chef du service sanitaire de Lyon,
Ancien médecin de l'Hôtel-Dieu et des Prisons,
Membre de la Société de médecine.

(Lu à la Société nationale de médecine de Lyon.)

PARIS
G. MASSON, LIBRAIRE-ÉDITEUR
BOULEVARD SAINT-GERMAIN

1878

AVANT-PROPOS

Le mémoire qu'on va lire n'était pas destiné à la publicité.

Écrit sur la demande de l'un des derniers préfets du Rhône, il avait pour objet de répondre à une enquête du ministre de l'intérieur.

De là sa forme brève et administrative.

Mais ce mémoire reçoit des circonstances présentes une telle opportunité, qu'il semble né des besoins de la cause qu'il vient défendre.

En effet, révoqué de ses fonctions, avec la plupart de ses collègues, après trente ans passés dans un service public dont la réforme et la direction lui ont été confiées il y a douze ans, l'auteur ne peut entièrement s'abriter derrière une protestation collective (1). Plus particulièrement atteint par cette injuste destitution, il croit devoir, pour sa justification propre, apporter ici le fruit de son expérience et dire quels résultats il a obtenus.

On a, officiellement, accusé le service sanitaire *d'être défectueux sous plusieurs rapports, et d'être l'application d'un système qui soulève sans cesse des réclamations et des plaintes*. On l'a dit; on avait probablement besoin de le dire : on n'a pas même essayé de le prouver.

(1) Voir les pièces justificatives à la fin du mémoire, *Note 1*, p. 51.

L'exposition des faits va répondre.

Le présent travail n'est effectivement qu'un état de situation. Les faits seuls y sont énoncés et les commentaires tiennent peu de place ; elle est laissée aux détails d'organisation et aux résultats pratiques. Pour prêter au sujet plus d'actualité, il a suffi de confirmer les données précédemment acquises par les chiffres de la statistique la plus récente, celle de l'année dernière. Mais telle qu'elle est, cette étude peut encore, ce nous semble, avoir son utilité, ne fût-ce que par les renseignements nombreux et précis qu'elle contient, et comme terme de comparaison avec les progrès qu'on est en droit d'attendre de l'avenir.

La Société nationale de médecine de Lyon en a jugé ainsi. Après une lecture écoutée avec intérêt, elle a décidé que ce mémoire serait inséré dans ses ANNALES, et qu'un exemplaire serait adressé à la Commission de réorganisation, chargée de formuler, pour le service sanitaire, *certaines mesures urgentes* qui, tout à coup, ont paru nécessaires à l'Administration (1).

Cette décision d'un corps savant, dont on ne saurait discuter la compétence dans une question de salubrité publique comme celle qui nous occupe, est bien faite pour alléger les rigueurs d'un arrêté préfectoral qu'aucun motif légitime n'a d'ailleurs justifié.

Lyon, 15 avril 1878.

(1) Voir les pièces justificatives à la fin du mémoire, *Note II*, p. 56.

LE

SERVICE SANITAIRE DE LYON

SON ORGANISATION MÉDICALE

ET SES RÉSULTATS PRATIQUES

L'organisation actuelle du service sanitaire de Lyon date de 1867. Elle a été établie d'après les conclusions d'un rapport approuvé par la Société de médecine (1). Mais, depuis cette époque, ce service n'a cessé de se perfectionner dans ses détails, par l'expérience de chaque jour et par des améliorations venues du dehors.

Le service sanitaire comprend trois divisions :

1° Le *service actif* ou de surveillance, qui est dirigé par un inspecteur assisté d'un secrétaire et de douze agents;

2° Le *service médical*, composé de six médecins chargés de la visite des filles publiques;

3° Le *service administratif*, mis par le préfet sous la direction du secrétaire général de police, qui centralise et contrôle toutes les opérations du service.

Dans ce compte-rendu, il ne sera question que du service médical. Nous passerons en revue tous ses éléments, en traitant successivement :

(1) Rapport présenté, le 5 mars 1866, à la Société impériale de médecine de Lyon, au nom d'une Commission composée de MM. Gubian père, Diday, Potton, Rodet, Rollet et Garin, rapporteur.

1° Du personnel médical ;

2° Des filles publiques assujetties à la visite ;

3° Du Bureau de visite ;

4° Du mécanisme de la visite ;

5° De la comptabilité ;

6° Du service sanitaire avant et après la réforme ;

7° De ses résultats, au point de vue de la statistique et de l'hygiène publique ;

8° Enfin, des modifications à apporter au service sanitaire et des *desiderata* qu'il comporte.

§ I. — *Du personnel médical.*

Les médecins chargés de la visite sanitaire des filles publiques sont au nombre de six.

Ils sont nommés par le préfet ; l'un d'eux, choisi par lui, remplit les fonctions de médecin en chef.

Ils font chacun à leur tour et par ordre de roulement la visite sanitaire au bureau du service. En cas d'absence ou de maladie, ils se remplacent mutuellement, et les honoraires sont dévolus au remplaçant. Les suppléances n'interrompent pas le roulement ordinaire ; elles sont faites tour à tour sur la désignation du médecin en chef, par les médecins qui sont disponibles, le jour des suppléances.

Les médecins du service sanitaire sont constitués en Commission, sous la présidence du médecin en chef. Ils se réunissent tous les mois, et plus souvent si c'est nécessaire, pour conférer sur les détails de la visite et sur tout ce qui peut intéresser le bien du service et le progrès de la science.

Des jetons de présence à ces séances leur sont alloués comme un léger stimulant à leur exactitude.

La Commission nomme tous les ans, dans sa réunion de janvier, un secrétaire chargé de la rédaction des procès-verbaux. Le secrétaire est rééligible.

Le médecin en chef, comme ses collègues, prend part à l'exécution des visites sanitaires, dont les cas exceptionnels lui sont réservés. Il centralise les travaux du Comité ; il correspond directement avec l'Administration ; il veille, d'après le règlement et les traditions administratives, à la bonne exécution de la visite. Il règle l'ordre du service. Il recueille les éléments de la statistique, et adresse tous les mois à l'Administration, au nom de la Commission, un rapport sur l'état du service. Un rapport général est aussi présenté par lui, au commencement de chaque année, sur l'ensemble du service pendant l'année écoulée.

Il y a incompatibilité entre les fonctions de médecin sanitaire et celles de médecin particulier des maisons de tolérance. Les médecins du service s'interdissent d'une manière absolue, non-seulement de donner des soins à une fille publique atteinte d'une maladie vénérienne (ce qui, du reste, est explicitement défendu par l'Administration), mais encore à une fille et même à une maîtresse de maison, pour toute autre maladie.

Le traitement des médecins est fixé de la manière suivante : Le médecin en chef, 3,000 fr.; les médecins ordinaires, 2,000 fr. Il est alloué, en outre, une indemnité de 200 fr. au médecin qui remplit les fonctions de secrétaire de la Commission.

PERSONNEL AUXILIAIRE. — *Infirmière.* — Indépendamment de cinq agents qui concourent à la visite par le maintien de l'ordre et un travail de comptabilité dont il sera parlé plus loin, une infirmière est plus particulièrement attachée au service sanitaire. C'est une femme de charge, d'un âge mûr et d'un caractère honnête, dont les fonctions consistent essentiellement à aider les médecins dans leurs opérations. Pendant la visite, elle fait entrer les filles une à une dans le cabinet du médecin ; elle présente à ce dernier le spéculum, ainsi que les autres instruments de visite qu'elle doit tenir dans un parfait état de propreté. De plus, elle est chargée de la lingerie et de la bonne tenue du cabinet de visite, de la salle d'attente des filles et des autres dépendances. Sa présence est, par elle-même, une garantie des strictes convenances observées dans le service.

§ II. — *Classification et nombre des filles publiques assujetties à la visite.*

Les filles publiques forment trois catégories :

1° Les filles *isolées* ou *en chambre ;*

2° Les filles de *maison ;*

3° Les filles *clandestines* ou *insoumises.*

Depuis bien longtemps le nombre des filles soumises des deux premières catégories n'avait pas subi de grandes variations. Dans ces onze dernières années (1866-1877), la moyenne des filles inscrites a été de 709. Mais ce nombre tend aujourd'hui à diminuer. En 1877, la moyenne des filles a été de 604, dont 343 filles isolées et 261 filles de maison. C'est plus particulièrement sur les filles isolées qu'a porté la diminution ; cette diminution est de 32 filles sur l'année précédente.

Quant aux filles de maison, qui sont restées à peu près en même quantité, elles sont distribuées en un moins grand nombre de maisons de tolérance. On comptait à Lyon 42 maisons en 1864 ; il n'y en a plus que 25 aujourd'hui.

On attribue cette décroissance du nombre des filles soumises, qu'on observe aussi à Paris, à l'extension de la prostitution clandestine, au règne de plus en plus envahissant des *femmes galantes* et au développement du mariage libre ou concubinat; en d'autres termes à la démoralisation progressive de la population.

A Lyon, la diminution des filles isolées, paraît, dit-on, avoir aussi pour cause la grande sévérité qui est apportée à la surveillance sur la voie publique. Les filles, pourchassées dans les quartiers riches, se réfugient dans les autres, s'y cachent ou disparaissent; mais la prostitution clandestine n'y perd rien ; elle gagne même tout le terrain que cède la prostitution réglementée.

Si, aux 604 filles inscrites de 1877, on ajoute 326 filles clandestines arrêtées dans la même année, on voit que 930 filles de toute catégorie forment, à Lyon, le personnel actuel des prostituées assujetties à la visite.

1° Les *filles isolées* doivent se rendre à la visite une fois par semaine et à *jour fixe.*

Pour cela, ces filles ont été partagées en *six groupes* égaux qui correspondent aux six jours de la semaine. Ce partage a été fait pour éviter une trop grande affluence au bureau de police le même jour.

Chaque fille est informée, une fois pour toutes, du jour qui lui est assigné pour sa visite ; ce jour est d'ailleurs écrit sur sa *carte* ; elle ne peut s'en écarter, sans motif valable ou sans encourir une punition ; mais elle peut venir, à son gré, à la visite *gratuite* du matin ou à la visite *payante* du soir ; elle a même la latitude de ne venir qu'à la visite payante du lendemain, après laquelle seulement commencent les recherches dont elle peut être l'objet.

L'expérience a démontré que cette visite *payante* du soir entre très-bien dans les convenances des filles publiques ; car elle est suivie autant et même plus que la visite *gratuite* du matin.

2° Les *filles de maison* viennent également, une fois par

semaine et à jour fixe, à la visite au bureau. Cette visite, qui a lieu dans le milieu du jour, leur est exclusivement affectée.

Comme les filles isolées et pour le même motif, les filles de maison sont divisées en *six groupes ;* mais ces groupes ou séries sont formés de manière que chaque maison de tolérance n'envoie à la visite que deux filles par jour, sous la conduite de la maîtresse de la maison ou de la sous-maîtresse. On évite ainsi les promenades en bande de toutes les filles d'une même maison, qui ne manqueraient pas d'attirer l'attention et pourraient causer du scandale.

Bien plus, pour obvier à tout inconvénient, la précaution va jusqu'à leur assigner un itinéraire invariable, et à leur prescrire un costume de couleur sombre et d'apparence modeste ; aussi cette visite au bureau des filles de maison, non plus que celle des filles en chambre, n'a-t-elle encore été la cause d'aucune difficulté. D'ailleurs, sous des peines sévères, le plus grand soin est recommandé aux filles de toute catégorie de n'éveiller les regards des passants ni par des allures provocantes ni par l'excentricité de leur toilette.

3° Les *filles clandestines* sont visitées le jour même de leur arrestation. Cette visite, qui est toujours gratuite, a lieu, suivant le moment de leur arrivée, à la visite du matin ou à celle du soir.

Les filles clandestines ne sont jamais mêlées aux autres ; jusqu'au moment de leur visite, elles sont tenues à part ; puis, selon qu'elles ont été trouvées saines ou malades, on les remet en liberté ou on les envoie à l'hôpital.

4° Outre les filles qui viennent régulièrement à la visite, à jour fixe, il y a celles qui y viennent aussi à des jours différents. Ce sont celles qui sont *en mutation*, c'est-à-dire qui partent, arrivent, changent de domicile, sortent de l'hôpital ou de prison ; qui ont été arrêtées pour un motif quelconque et surtout pour retard de visite, ou qui, sur l'ordre du médecin, ont été obligées à une visite supplémentaire dite *contre-visite*, pour un état sanitaire resté douteux ou momentanément impossible à constater.

Ces filles, visitées *hors rang*, augmentent sensiblement le contingent normal de la visite de chaque jour. Ce contingent, en 1877, a été, en moyenne, de 44 filles isolées et de 32 filles de maison; plus 1 ou 2 filles clandestines; soit un total de 77 filles à visiter par jour.

§ III. — *Du Bureau et des instruments de visite.*

Le service sanitaire occupe le premier étage de l'ancien hôtel de police, rue Luizerne, où est encore un poste de gardiens de la paix.

Le palier de l'escalier divise cet étage en deux parties : d'un côté, le cabinet de l'inspecteur, les bureaux attenants de la comptabilité, et le dépôt provisoire des filles arrêtées, déclarées malades ou punies ; de l'autre, les dépendances exclusivement attribuées à la visite.

Dans les combles, se trouve en outre une salle de police, vulgairement appelée *violon* ou *le clou*, avec un lit de camp, où les délinquantes peuvent subir jusqu'à quatre jours d'arrêts; au-delà, elles sont conduites, pour faire leur peine, à la prison de Saint-Joseph.

Le *bureau de la visite*, proprement dit, comprend cinq pièces :

1° Le *vestibule*, parfaitement éclairé; deux agents s'y tiennent constamment : l'un pour surveiller l'arrivée et la sortie des filles et les faire circuler; l'autre pour aller et venir, et surtout pour conduire les filles reconnues malades au dépôt provisoire.

2° Le *cabinet d'inscription*, où, en arrivant, les filles sont inscrites par un agent chargé de leur remettre un jeton de visite qui sera, pour le médecin, un moyen de contrôle. L'agent inscripteur, assis devant une table, est séparé des arrivantes par une barrière qui les tient à distance.

3° La *salle d'attente*, garnie de bancs fixés aux murs ou au parquet. Les filles y prennent place pendant plus ou moins de temps avant la visite, sous la garde d'un agent qui les empêche de se livrer à aucune manœuvre capable de dissimuler leurs maladies et les fait entrer, une à une, dans le cabinet du médecin, au coup de sonnette par lequel chacune est appelée à son tour.

Des *affiches*, imprimées ou écrites en gros caractères, avertissent les filles de leurs principales obligations.

4° Le *cabinet de visite*, séparé de la salle d'attente par un couloir de deux mètres de long, est fermé, de ce côté, par une porte volante.

5° Le *contrôle* ou *poinçonnage*, petite salle qui fait suite au cabinet de visite, d'où l'on débouche par une sortie à porte volante. C'est là qu'un agent, assis à une table et ayant la feuille de visite sous les yeux, attend les filles au sortir de leur visite, pour apposer le *poinçon* ou *timbre humide*, d'abord sur la *feuille de visite*, en face du nom de chaque fille visitée, et ensuite sur la *carte de visite* de cette fille. Les *poinçons* sont au nombre de quatre ; ils portent la lettre *S*, pour les filles déclarées *saines*; la lettre *M*, pour celles qui sont reconnues *malades*; les lettres *C V*, pour celles qui doivent revenir à une *contre-visite*; enfin, la lettre *P*, qu'on joint aux désignations précédentes, mais seulement sur la feuille de visite, pour les filles qui viennent à la visite *payante* du soir.

Revenons au cabinet de visite, qui exige une description particulière ; son mobilier comprend :

A. — Le *siége de visite*, espèce de fauteuil-lit posé sur une solide estrade et garni en avant d'une large traverse ou pédale. C'est sur ce siége que se place la fille à visiter.

B. — Devant ce siége, un *fauteuil de bureau* et à côté une petite *table à écrire* pour le médecin. Celui-ci, commodément assis en face de la fille à visiter, est éclairé d'arrière en avant par le jour naturel, à travers une large *glace dépolie*, qui remplit toute une fenêtre.

C. — Un *bec de gaz*, mobile et disposé à cet effet, peut suppléer à la lumière solaire dans les jours les plus courts et les plus sombres de l'hiver.

D. — Un *robinet d'eau courante* et des *essuie-mains* sont à portée, pour que le médecin, sans se déranger, sans même se lever de son siége, puisse s'ablutionner les mains pendant la visite.

E. — Différents *cordons de sonnette* le mettent instantanément en rapport, soit avec l'inspecteur ou le secrétaire, soit avec les agents de service.

F. — Deux *chaises en cuir;* l'une pour l'infirmière, l'autre à offrir à un visiteur autorisé.

G. — Une *table de marbre*, fixée au mur et surmontée d'une glace, pour les besoins du service.

H. — Une *table-toilette* en marbe avec fontaine, et tous les accessoires d'un vestiaire ordinaire.

J. — Un *calorifère* chauffe, en hiver, le cabinet de visite et ses dépendances.

K. — Enfin, un *cartel*, appendu au mur, règle les heures de la visite.

Les *instruments spéciaux* de la visite sont : 1° Une collection de *spéculums* variés ; entre autres, le spéculum à deux valves de Cusco, qui est généralement préféré. — 2° Un *pot d'étain* garni d'une *éponge huilée* percée d'un trou dans lequel on plonge le spéculum qui s'y enduit sans excès. — 3° Une *pince utérine* et une boîte contenant des *bourdonnets de coton*. — 4° Deux *abaisseurs de la langue*; l'un droit en spatule, l'autre courbé à angle droit sur le plat. — 5° Un *laryngoscope* avec ses accessoires. — 6° Une *clochette* pour faire entrer les filles à visiter.

Le paragraphe suivant va faire voir la mise en œuvre du matériel qui vient d'être énuméré.

§ IV. — *De la visite sanitaire et du mécanisme de son exécution.*

Les règles qui président à l'accomplissement de la visite sont les suivantes :

Elle a lieu *au Bureau* tous les jours, excepté les dimanches et fêtes. On a renoncé à la visite à domicile, à cause de ses nombreux inconvénients.

Toutes les inspections se font au *spéculum*. Il n'y a que certains cas, tels que des règles trop abondantes ou une grossesse très-avancée, qui autorisent une exception.

La visite a lieu trois fois par jour : à neuf heures du matin, à midi et à une heure du soir.

1° La visite du matin est *gratuite*. Toutes les filles publiques, excepté les filles de maison, peuvent y venir. Les filles de maison peuvent même s'y rendre, en cas de visite supplémentaire prescrite par le médecin ; mais elles ne profitent jamais de cette faculté.

2° La visite de midi, exclusivement affectée aux filles de maison, est *payante;* elle est de 2 fr. par fille. Ce sont les maîtresses de maison qui, à la fin de chaque mois, payent le prix de ces visites, dont le montant a remplacé la *taxe* de 10 fr. par mois qu'elles payaient autrefois pour chacune de leurs pensionnaires.

3° La visite du soir, à une heure, est aussi *payante*, mais facultative ; une rétribution de 1 fr. est exigée de chaque fille isolée qui, pour ses convenances, s'y rend de préférence à celle du matin.

Les procédés de l'examen sanitaire sont les mêmes, quelles que soient l'heure de la visite et la catégorie des filles.

En arrivant, on l'a dit, les filles se font inscrire par un employé *ad hoc* et reçoivent de lui, avant de pénétrer dans la salle d'attente, un *jeton de visite*.

Ce jeton en métal porte un numéro d'ordre qui est reproduit à la plume sur le registre, à côté du nom de la fille inscrite ; en cas de recherche, ce numéro permet de remonter jusqu'à la fille qui l'a reçu, et l'empêche ainsi de retenir le jeton par surprise, pour le faire servir une seconde fois sans payer ; car, il est aussi destiné à assurer le contrôle des visites par le médecin. De plus, le jeton est en *cuivre* pour les visites régulières et en *zinc* pour les visites *hors rang*. Le jeton de zinc indique même, par une ou deux lettres initiales, placées au-dessous du numéro d'ordre, si la fille à visiter sort de l'*Antiquaille* ou de *prison ;* si elle vient du *camp* de Sathonay ou si elle est *suspecte ;* si elle est en *retard* de visite ; si elle *part*, ou si elle *arrive*, etc.; toutes indications que le médecin va mettre à profit pour mieux assurer ses investigations.

Le médecin est à son poste. L'infirmière est au sien, près de lui. Les instruments de la visite sont préparés. A une coup de clochette, la première fille arrivée est introduite. Elle remet au médecin sa *carte* et son *jeton* de visite, et, monte sur l'estrade, où elle se place dans le fauteuil-lit, le corps couché en arrière, les pieds écartés et appuyés sur la pédale, ses vêtements entièrement relevés ; nulle n'est admise en caleçon à la visite.

Pendant ces courts préparatifs, le médecin a vu et déposé le jeton dans une sébile ; il a jeté un regard sur la carte, dont le poinçonnage, marqué aux dates obligées de la visite, lui dit en un clin d'œil si cette fille a subi régulièrement ses visites antérieures, si elle a été malade et à quelle époque. Il sait de plus par le jeton dans quelle situation actuelle elle se trouve. Descend-elle de l'Antiquaille, le bordereau des sorties du jour est là, sur sa table, pour lui dire de quelle maladie cette fille revient guérie, et pour lui permettre de voir si elle est bien guérie. Il peut même mander l'inspecteur ou le secrétaire du bureau qui lui apportera sur le champ le dossier d'hôpital de l'ex-malade, et lui donnera tous les renseignements dont il a besoin.

Mais que ces recherches aient été ou non nécessaires, le médecin, après un examen minutieux des parties sexuelles externes, de l'anus et des téguments, du ventre et des membres inférieurs, saisit le spéculum ; d'une main, il l'introduit dans la vulve qu'il entr'ouvre de l'autre, et inspecte soigneusement le col de l'utérus ; en retirant lentement l'instrument, il vérifie l'intégrité du vagin. Il ne reste plus qu'à scruter les ganglions cervicaux, la bouche, la langue, l'intérieur des joues et des lèvres, et l'isthme du gosier, à l'aide du glossocotache ou de la spatule, et même avec le laryngoscope, si l'examen, ce qui est rare, doit aller jusque-là. Enfin un dernier coup d'œil sur les mains et les poignets y recherche les traces de la gale.

La visite est faite, et la fille examinée a été trouvée *saine*, ou *douteuse*, ou *malade*.

1° Si elle est *saine*, le médecin lui rend sa carte et la laisse sortir librement du cabinet et passer dans la petite salle du contrôle. Là, l'agent préposé timbre d'une *S* la carte et la feuille de visite, au point voulu ; et à son tour, il laisse partir la fille déclarée saine. Celle-ci traverse le vestibule par où elle est entrée, et quitte le bureau du service sanitaire, pour n'y revenir que huit jours après, à moins que, pour une autre cause, elle n'y soit retenue ou rappelée avant ce terme.

2° Si l'état de la fille a paru *douteux*, le médecin signe un *billet de contre-visite* qu'il n'a qu'à remplir, et sur lequel il écrit le nom de la fille, la date de sa visite actuelle, et celle de la visite supplémentaire qu'il lui prescrit ; enfin, le motif de cette contre-visite, laquelle peut aussi avoir simplement pour cause un obstacle passager à la visite, comme la malpropreté, les règles, ou tout autre incident moins important encore. Cela fait, il remet à la fille son billet de contre-visite et sa carte, en lui indiquant le jour prochain où elle doit revenir, et il la congédie ; mais, en même temps, par un *double* coup de sonnette, il prévient l'agent du contrôle. Celui-ci timbre d'un *C V* la feuille de visite et la carte, et retient le billet de contre-visite, lequel est immédiatement transmis au secrétaire du bureau, pour ne reparaître avec la fille que le jour où celle-ci viendra subir la visite supplémentaire qui lui a été imposée.

Que ce soit le médecin signataire du billet ou tout autre de ses collègues qui exécute cette contrevisite, le médecin visiteur aura sous les yeux, par le billet même, une indication précise pour la vérification dont il s'agit ; il retiendra ou élargira la fille, suivant que le doute qui pesait sur elle aura été confirmé ou définitivement écarté.

3° Mais la fille visitée a été reconnue *malade*. Dans ce cas, le médecin signe un *billet de visite*, où il consigne les noms de la fille contaminée d'après les indications de sa carte, et le diagnostic de sa maladie. Ensuite, après lui avoir déclaré sa situation, ou même sans l'en prévenir, ce qui évite tout débat, il la renvoie du cabinet, en avertissant de nouveau, mais cette fois par *un seul* coup de sonnette, l'agent du contrôle. L'agent reçoit la fille en même temps que son billet de maladie, lequel, pour plus de sûreté, lui est directement transmis par l'infirmière ; il poinçonne d'un *M* la carte et la feuille de visite, vis-à-vis du nom de la fille, et livre celle-ci aux agents du vestibule, dont l'un est particulièrement chargé de la conduire au dépôt provisoire, et de remettre au secrétaire du bureau le billet de visite portant la déclaration de maladie. Le même jour, la fille ainsi séquestrée est conduite à l'hôpital, dans une voiture cellulaire, avec ses compagnes de malheur. Ce mode de transport prévient les scandales du voyage à pied, tel qu'il se pratiquait autrefois.

Les choses se passent exactement de même pour les filles de toutes les catégories. Quand elles sont reconnues saines, elles s'en vont; les isolées, une à une, comme elles sont venues; les filles de maison, deux à deux, sous la conduite de leur maîtresse, au départ comme à l'arrivée. Quand elles sont déclarées malades, les unes comme les autres sont arrêtées sur le champ et envoyées à l'hôpital dans la même journée.

Nous n'avons pas à signaler ici les difficultés exceptionnelles de la visite comme certains vices de conformation qui rendent cette visite presque impossible et qu'on est étonné de rencontrer dans l'exercice de la prostitution; comme aussi ces cas de virginité réelle ou supposée, qui apparaissent de loin en loin et font surgir des contestations singulières, ou provoquent des décisions parfois délicates. Cependant il faut noter, ne fût-ce que pour mémoire, les conflits que peuvent quelquefois amener : 1° les sorties prématurées d'hôpital, dans des cas où la maladie ne paraît pas complètement guérie, et semble encore susceptible de contagion; 2° les dénonciations militaires contre des filles accusées d'avoir contaminé des soldats, alors que l'examen le plus scrupuleux des médecins civils du service sanitaire ne parvient pas à vérifier ces dénonciations.

La visite est terminée ; c'est le moment de la vérification et de la *signature*. Le médecin compte les jetons qu'il a reçus; sauf erreur ou omission, le nombre qu'il trouve doit être conforme au chiffre des inscriptions prises à l'arrivée des filles, et à celui des poinçonnages sur la feuille de visite, à leur sortie. Il est rare que ces trois comptes comparés des inscriptions, des jetons et des poinçons présentent des erreurs, et l'exactitude est ici d'autant plus nécessaire qu'il s'agit de vérifier en même temps, non-seulement les recettes des visites payantes, mais encore et surtout les tromperies ou les négligences des visites sanitaires elles-mêmes ; ce qui importe au bon fonctionnement du service, comme aux garanties de la santé publiques. La vérification ainsi établie, le médecin constate par écrit, au bas de la feuille de visite, le nombre des visites qu'il a faites, et sa signature donne l'authenticité à ce document-minute, base de la statistique générale et des rapports réglementaires du médecin en chef.

§ V. — *De la comptabilité du service sanitaire.*

La comptabilité du service sanitaire offre toutes les garanties d'exactitude. Elle comprend :

1° Le *grand-livre* ou *registre matricule*, sur lequel sont inscrites toutes les filles en chambre ou en maison, avec leur état civil, leurs antécédents et leurs changements de situation.

2° Le *registre des maisons de tolérance* pour les maîtresses et leurs pensionnaires.

3° Le *registre des filles isolées* distribuées par séries, suivant les jours fixés pour leur visite régulière.

De plus, il y a des livres supplémentaires pour les entrées et les sorties de l'hôpital, pour les contre-visites, pour les dispenses, pour les contraventions, les arrestations et les punitions ; et, enfin, des répertoires alphabétiques au moyen desquels ou peut aller facilement du nom d'une fille à tout ce qui la concerne. En outre, un *dossier* individuel pour chaque fille est complété par les pièces de la correspondance administrative et les enquêtes dont la fille a été l'objet.

Mais toutes ces écritures, depuis l'inscription des filles jusqu'à leur radiation, regardent particulièrement le service *actif*; à Lyon, les médecins n'ont pas à s'en occuper.

La comptabilité spéciale qui se rapporte au service médical embrasse, du reste, d'assez nombreux éléments ; ce sont les suivants :

1° La *carte d'inscription* ou *de visite*, qui porte le nom de la fille, son numéro matricule, le jour obligé de sa visite, et un tableau quadrillé comme une table de Pythagore dont chaque case correspond à la date d'une visite. Ces cases sont destinées à recevoir le timbre humide qui marque le résultat des visites, suivant que la fille a été trouvée saine ou malade. Cette carte est de petite dimension pour être plus facilement portative ; car la fille publique en circulation est tenue, à première demande, de l'exhiber à tout agent de l'autorité.

Avec sa carte, chaque fille nouvellement inscrite reçoit une *instruction imprimée*, dont, au besoin, il lui est donné lecture et qui contient les obligations de police qu'elle doit fidèlement remplir.

2° Les *feuilles de visite*, au nombre de deux : l'une pour les filles isolées et les filles clandestines, l'autre pour les filles de maison. Chacune de ces feuilles quotidiennes contient, pour la visite du jour, les noms des filles à visiter distribués par groupes et par ordre alphabétique, de manière à faciliter les recherches. Chaque nom est accompagné du numéro matricule, et de cases particulières pour le *visa* ou contrôle de la visite, pour les observations du médecin et pour celles de l'inspecteur. La case du médecin contient d'ordinaire la déclaration de la maladie qui nécessite l'envoi à l'hôpital, ou l'ordre d'une contre-visite, avec le motif et le jour de cette visite d'exception. La case de l'inspecteur indique les causes d'absence à la visite : séquestration à l'hôpital ou en prison, alitement à domicile pour une maladie non contagieuse constatée, voyage, disparition, radiation, etc. C'est cette feuille que le contrôleur de la visite a sous les yeux pour ses opérations. Après vérification, ces feuilles de visite sont signées, chaque jour, par les médecins de service et servent de pièce de conviction pour dresser la statistique mensuelle.

3° La *feuille de statistique mensuelle* donne pour chaque jour, et en définitive pour le mois entier, le résumé, non plus *nominatif*, mais seulement *numérique* des feuilles quotidiennes et des diverses opérations de la visite.

4° Les *billets de santé, de maladie et de contre-visite*, remplis par les médecins et signés par eux, sont en quelque sorte les minutes des opérations essentielles qui leur sont confiées.

5° Le *registre-diagnostic de la visite* reproduit jour par jour les résultats de la visite constatés par les médecins sur les billets de maladie ou de contre-visite, et fait voir, dans leur ensemble et dans leurs détails, les entrées à l'hôpital sur la page à gauche, et les cas douteux sur la page à droite, avec le nom des filles et le diagnostic qui a déterminé leur envoi immédiat à l'hospice ou leur simple ajournement.

6° Les *billets de sortie de l'Antiquaille* ou *certificats de santé*, sont signés par le médecin traitant et portent, avec le nom de la fille, le diagnostic de sa maladie passée, la date de son entrée et celle de de sa sortie de l'hospice.

C'est d'après les diagnostics de sortie, qui sont plus certains, parce qu'ils résultent d'une observation prolongée, que la statistique des maladies vénériennes des prostituées est établie dans les rapports mensuels du médecin en chef du service.

7° Les *bulletins statistiques d'hôpital* sont des feuilles volantes, au nom de chaque fille. On y trouve toutes les indications d'identité, le diagnostic des maladies au moment des entrées et à celui des sorties successives, la durée du traitement et un numéro qui renvoie à la feuille d'observation.

De plus, pour les recherches d'ordre moral, on trouve dans ce bulletin, avec l'état civil de la fille, des renseignements sur sa profession, son instruction, sa religion et ses antécédents divers de prostitution, de couches, de séjour à l'hôpital, etc.

Ces bulletins sont faits en double : l'un reste annexé au dossier de la fille, l'autre est son *vade mecum* ; il l'accompagne à l'hôpital et revient avec elle.

8° Le *bordereau de recette des visites payantes*. Il est remis au président de la Commission sanitaire, à la fin de chaque mois. On y voit le produit quotidien de la visite dont le montant peut être vérifié par le nombre des visites correspondantes que le médecin de service a constaté et signé sur la feuille de visite.

9° Le *bulletin des dénonciations militaires* contient les déclarations que l'autorité militaire fait parvenir au Bureau contre les filles accusées d'avoir infecté des soldats ; ces renseignements servent au fur et à mesure à vérifier les accusations. Ils sont ensuite colligés sur une feuille unique, qui est mensuellement adressée au président de la Commission comme un des éléments de son rapport.

10° *Bulletin de la statistique militaire.* — Outre les dénonciations dont nous venons de parler, l'État-major de la place envoie, tous les trois mois, à la préfecture un *bulletin de l'effectif moyen des troupes de la garnison* et un *bulletin numérique des hommes vénériens entrés dans les hôpitaux* pendant le dernier trimestre. Ces tableaux, communiqués à la Commission sanitaire, servent à établir le degré proportionnel de la contagion vénérienne dans l'armée de Lyon ; et, de ce résultat rapproché des données fournies par la statistique de la visite, on peut tirer d'utiles déductions sur l'état de la santé publique à Lyon, sous le rapport des maladies contagieuses syphilitiques et autres.

11° Le *tableau du mouvement de la prostitution et des résultats de la visite* est un cadre à compartiments nombreux, où, chaque mois, le rapporteur de la Commission sanitaire consigne les données statistiques du mois écoulé.

Ce tableau présente deux divisions principales : l'une pour les filles soumises, l'autre pour les filles clandestines. La première division comprend deux subdivisions : celles des filles en maison et celle des filles isolées.

Pour chaque catégorie, ce tableau fait connaître, dans des colonnes et des cases distinctes : 1° le dénombrement des filles ; 2° le dénombrement des visites ; 3° les entrées et les sorties d'hôpital ; 4° la nature des maladies ; 5° la durée du traitement ; 6° enfin, le nombre des dénonciations militaires, avec les diverses espèces et variétés que ces sujets comportent.

Ce tableau statistique mensuel résulte du dépouillement de tous les documents qui sont énumérés dans ce chapitre. Il est accompagné des réflexions que le médecin en chef croit devoir y ajouter pour en faire ressortir les conséquences relatives soit à la marche des diverses parties du service sanitaire, soit à l'hygiène publique.

A la fin de l'année, ces tableaux mensuels sont condensés en un seul tableau semblable qui devient la base du rapport général annuel que le chef de service est tenu d'adresser à l'administration.

§ VI. — *Des résultats généraux de l'organisation actuelle du service sanitaire.*

Le service sanitaire présente des différences notables, soit qu'on le compare à ce qu'il était avant la réforme de 1867, soit qu'on le considère en lui-même, d'année en année, depuis cette réforme.

1° *Avant la réforme.* — Le service actif était placé sous la direction d'un commissaire de police attaché comme rapporteur au petit parquet, et qui, sans aucun contrôle, remplissait sa mission à l'aide de quatre agents, nombre très-insuffisant pour un tel emploi. La surveillance de la prostitution était exercée, dans chaque quartier, par le commissaire de police de la circonscription, plus mal pourvu encore d'agents auxiliaires.

Aussi cette surveillance était à peu près nulle. C'était le temps où, chez nous, la prostitution circulait véritablement à pleins bords. Il faut avoir vu, il y a quarante ans, les anciennes rues vouées à la prostitution, la rue de l'Ane, la rue Limace, la rue Noire, les rues du Bessard, du Plat-d'Argent, du Petit-Soulier, des Templiers et beaucoup d'autres depuis longtemps disparues ou transformées, pour dire quel était alors, le soir et même en plein jour, l'aspect vraiment indécent de la voie publique, avec ses rues transversales obscures, ses carrefours mal éclairés et les allées de traverse sans nombre de ses maisons.

Du reste, point de comptabilité ; un registre d'inscription et des listes volantes de visite composaient tous les moyens de contrôle.

Les médecins du service, isolés les uns des autres, se connaissant à peine et sans lien commun, faisaient tour à tour la visite des filles isolées dans une salle de l'Hôtel-de-Ville, et celle des filles de maison dans les établissements de tolérance. Ils percevaient à peu près directement leur rétribution de la main des filles qui étaient toutes également soumises à la taxe, et ils se bornaient à envoyer à l'Antiquaille celles qu'ils avaient trouvées malades, sans présenter aucun rapport mensuel ou autre qui informât l'autorité du résultat de leur mission.

Il en était de même dans nos faubourgs, à la Croix-Rousse, à Vaise et à la Guillotière, qui formaient alors des communes indépendantes de Lyon, au grand détriment de la police sanitaire, c'est-à-dire de la santé publique.

Cet état dura jusqu'à la réunion des communes suburbaines à la ville de Lyon, en 1852. L'agglomération lyonnaise, placée dès lors, pour la police comme pour tout le reste, sous l'autorité centrale de la préfecture, vit peu à peu disparaître les scandales de la rue ; mais le service médical différa peu et suivit longtemps encore les mêmes errements.

Les médecins des faubourgs prirent place à côté de ceux de la ville et firent concurremment avec eux la visite, soit au bureau, soit à domicile ; seul, le roulement de la visite fut modifié en s'étendant à un plus grand nombre.

La visite des filles isolées continua d'être faite d'abord deux fois par mois, puis tous les dix jours, non plus à l'Hôtel-de-Ville, où l'allée et venue des filles publiques avait fini par offenser tout le monde, mais dans les combles de l'hôtel de police, qui ne reçurent aucune appropriation convenable à cet usage.

Comme auparavant, la visite des filles de maison se fit à *domicile*, malgré l'insuffisante lumière du jour qui obligeait de recourir à celle d'une bougie, malgré l'incommodité des lieux et les subterfuges des maîtresses et des filles, sans compter d'autres abus et désagréments réels auxquels la présence des agents et des médecins dans ces lieux mal famés pouvait les exposer.

Rien, d'ailleurs, n'était fixé ni pour le nombre des médecins qui était trop grand, ni pour leurs fonctions qui n'étaient soumises à aucune règle, ni pour les résultats statistiques de leurs opérations sur lesquelles ils n'avaient à s'entendre avec personne. Le service médical, sans chef et sans contrôle, n'était relié à l'Administration supérieure que par la nomination de ses membres et par le paiement plus décent de ses honoraires sur les fonds du budget municipal : il n'adressait à l'autorité aucun renseignement et ne recevait d'elle aucune communication.

A peu près sans correctif, les absences des filles à la visite échappaient le plus souvent à l'attention. Les substitutions de personne, les disparitions et les fuites étaient nombreuses ; elles masquaient presque toujours des malades cachées et ainsi soustraites à l'hôpital. On avait peu de moyens de recherche ; les arrestations étaient rares et difficiles. Faites dans de mauvaises conditions de jour et de lieu, à des intervalles trop éloignés, et sans les instruments spéciaux qui en assurent les effets, les visites ne laissaient que des traces inexactes et insuffisantes au bureau du service. Aussi, tous les écrivains lyonnais qui se sont occupés de la prostitution dans notre ville, ont-ils vainement cherché dans les anciens registres-matricules des preuves numériques rigoureuses de leurs assertions; ils ont dû se contenter de renseignements vagues ou approximatifs, les seuls qu'on possédât alors.

2° *Depuis la réforme.* — Il n'en est plus de même aujourd'hui. Les détails qui remplissent les cinq premiers chapitres de ce mémoire font voir que l'ordre, la clarté et l'exactitude ont partout remplacé, dans le service sanitaire, le laisser-aller, la confusion et l'irrégularité.

Mais tout n'a pas été l'œuvre d'un jour. La réforme générale du service est de 1867, et c'est seulement au mois de décembre 1868 que fut adoptée la visite *payante* facultative qui, tout en donnant satisfaction à certaines convenances et à quelques sentiments de vanité excusables chez des prostituées, a produit, depuis son origine, une moyenne annuelle de neuf à dix mille francs, sans molester personne.

La *visite au bureau* des filles de maison et des filles du camp de Sathonay ne s'est pas établie sans résistance, ni sans difficulté. Obtenue en 1870, à la suite d'un rapport fortement motivé, cette réforme avait à peine porté ses premiers fruits, que, sur les réclamations intéressées et trop facilement écoutées des matrones, elle fut annulée par une administration nouvelle. La visite *à domicile* fut rétablie, et c'est seulement au mois de mars 1874 que, sur un autre rapport du médecin en chef, elle fut de nouveau remplacée par la visite *au bureau.*

Des usages moins importants ont été aussi et peu à peu adoptés. Ainsi, la forme plus commode de la carte de visite, imitée de celle dont on se sert à Paris; ainsi, la disposition plus parfaite des feuilles de visite, et d'autres menus détails de comptabilité qui, néanmoins, ont leur prix dans la pratique.

§ VII. — *Des résultats pratiques du service sanitaire.* — *Statistique générale de* 1877.

Nous venons de voir ce que le service sanitaire a été autrefois, et ce qu'il est aujourd'hui. Quant à ses résultats pratiques, quelques chiffres les feront mieux connaître que des assertions dénuées de preuves. Pour plus d'actualité, nous emprunterons ces chiffres à la statistique générale du service sanitaire de la prostitution publique à Lyon de l'année 1877. Le tableau synoptique qui la représente, en même temps qu'il offre une vue exacte de la situation actuelle, donne un exemple de toutes les opérations numériques que comporte le service médical. Nous ferons suivre ce tableau de remarques propres à l'expliquer et de rapprochements comparatifs avec les années précédentes. (*Voir le Tableau ci-joint.*)

La comparaison de l'année 1877 avec l'année 1876 fait ressortir les différences suivantes :

I. — Pour les *filles soumises*, qui comprennent toutes les filles inscrites, qu'elles soient de maison ou en chambre, on peut faire plusieurs remarques :

1° La moyenne des inscriptions qui était de 651 s'est abaissée à 604 ; c'est la continuation de la diminution lentement progressive mais constante, qu'on observe depuis une dizaine d'années dans le nombre des filles publiques assujetties à la visite.

2° La première conséquence de cette différence est la diminution générale des visites qui, de 25,275, sont descendues à 23,158, sans que la négligence des filles et le défaut de vigilance des agents y soient pour rien. En effet, le nombre total des visites (23,158) divisé par le nombre moyen des filles *en exercice* (445) donne un quotient de 52 visites par fille ; ce

SERVICE SANITAIRE DE LYON

TABLEAU STATISTIQUE DU MOUVEMENT DE LA PROSTITUTION ET DES RÉSULTATS DE LA VISITE

POUR L'ANNÉE 1877

1° FILLES SOUMISES

ÉGORIE DES ILLES	DÉNOMBREMENT DES FILLES			DÉNOMBREMENT DES VISITES				ENTRÉES A L'HOPITAL			SORTIES DE L'HOPITAL					DURÉE du TRAITEMENT		DÉNONCIATIONS MILITAIRES		
	NOMBRE moyen des filles inscrites	NOMBRE moyen des filles hors de la circulation	NOMBRE moyen des filles en exercice	NOMBRE total des visites faites par les médecins	NOMBRE des visites gratuites	NOMBRE des visites payantes	PRODUIT des visites payantes f	NOMBRE des filles déclarées malades et envoyées à l'hôpital	NOMBRE des malades pour 100 filles	NOMBRE des malades pour 100 visites	NOMBRE des filles déclarées guéries et renvoyées de l'hôpital	NOMBRE des filles atteintes de maladie syphilitique	NOMBRE des filles atteintes de maladie vénérienne locale	NOMBRE des filles atteintes de maladie vénérienne mixte	NOMBRE des filles atteintes d'affection étrangère aux malad. vénérien**	NOMBRE total des journées d'hôpital	NOMBRE moyen des journées p. chaque malade ou durée du traitement	NOMBRE des dénonciations contre des filles suspectes	NOMBRE des dénonciations reconnues vraies	NOMBRE des dénonciations reconnues fausses
ILLES DE AISON	261	72	188	9753	»	9753	17946	281	8.9	2.7	299	63	205	8	22	5599	18.7	»	»	»
ILLES EN AMBRE	343	86	257	13405	6216	7165	7165	314	7.6	2.3	323	62	229	7	16	7984	24.7	»	»	»
TAL DES S SOUMISES	604	158	445	23158	6216	16918	25.111	595	8.2	2.5	622	125	434	15	38	13583	21.8	70	31	39

2° FILLES CLANDESTINES

ILLES DESTINES OU OUMISES	DÉNOMBREMENT DES FILLES			DÉNOMBREMENT DES VISITES				ENTRÉES A L'HOPITAL			SORTIES DE L'HOPITAL					DURÉE du TRAITEMENT		DÉNONCIATIONS MILITAIRES		
	NOMBRE des filles arrêtées dans l'année	NOMBRE des filles hors de la circulation	NOMBRE des filles visitées y compris celles arrêtées préc., non encore inscrites	NOMBRE des visites faites par les médecins	NOMBRE des visites gratuites	NOMBRE des visites payantes	PRODUIT des visites payantes	NOMBRE des filles déclarées malades et envoyées à l'hôpital	NOMBRE des malades pour 100 filles	NOMBRE des malades pour 100 visites	NOMBRE des filles déclarées guéries et renvoyées de l'hôpital	NOMBRE des filles atteintes de maladie syphilitique	NOMBRE des filles atteintes de maladie vénérienne locale	NOMBRE des filles atteintes de maladie vénérienne mixte	NOMBRE des filles atteintes d'affection étrangère aux malad. vénérien**	NOMBRE des journées d'hôpital	DURÉE moyenne du traitement	NOMBRE des dénonciations contre des filles clandestin. suspectes	NOMBRE des dénonciations reconnues vraies	NOMBRE des dénonciations reconnues fausses
	(1) 326	»	427	499	499	»	»	230	63.9	48.4	209	37	165	5	2	9395	45	30	11	19
GÉNÉRAL filles atégorie	930	158	872	23657	6715	16918	25.111	(2) 825	10.8	3.5	(3) 831	162	599	20	40	22978	27.6	(4) 100	42	58

Sur 326 filles clandestines arrêtées, il y en a eu 105 mises en cartes, après enquête, et 221 l'ont pas été.

Ces 825 entrées à l'hôpital ont été fournies par 457 filles distinctes, dont :

209	sont entrées 1 fois,	ce qui fait	209	entrées.
164	— 2 fois	—	328	—
53	— 3 fois	—	159	—
26	— 4 fois	—	104	—
5	— 5 fois	—	25	—
457 filles			825	entrées.

Sur ces 825 entrées à l'hôpital, il y a eu 249 cas de syphilis; 528 cas de maladies simplement locales; 39 cas mixtes; et 9 cas de maladies étrangères aux maladies vénériennes (pédiculi, gale, affections diverses); total : 825 entrées. — Ces cas se sont répartis entre : 281 filles de maisons, 314 filles en chambre, 230 filles clandestines; total : 825.

(3) La statistique des maladies vénériennes, établie à la sortie de l'Antiquaille, prend seule place dans ce tableau, et non celle faite à l'entrée, comme dans la note 2. La statistique de sortie est préférable, parce qu'elle est basée sur le diagnostic du médecin traitant, qui a pu asseoir son jugement sur une observation prolongée.

(4) Des 100 militaires plaignants, 19 étaient atteints de chancres de diverse nature et 70 de blennorrhagies; 8 avaient été déclarés malades sans diagnostic déterminé.

qui représente une visite par semaine, c'est-à-dire la visite hebdomadaire qui est réglementairement imposée à toute fille soumise.

3° Une autre conséquence de la diminution des filles inscrites et de celle des visites, c'est la diminution du rendement de la taxe. Ce rendement, qui a été parfois de plus de 30 mille francs, et qui était encore de 27,620 fr. en 1876, n'a été que de 25,111 fr. en 1877, avec un déficit de 2,509 fr. sur l'année précédente. C'est sur les filles de maisons qu'a porté la plus grosse différence qui est de 2,122 fr.; elle n'est que de 387 fr. pour les filles isolées.

4° Malgré la diminution de l'effectif des filles soumises, le nombre des malades a été à peu près le même pour les deux années que nous mettons en présence; de 588, il n'est monté qu'à 595; mais la proportion des malades a été plus grande en 1877 qu'en 1876 : de 7,5 °/₀ cette proportion s'est élevée à 8 °/₀; c'est 1/2 °/₀ d'augmentation. Déjà, nous avons constaté une progression semblable de 1875 à 1876 : il faut donc conclure qu'il y a un certain progrès des maladies contagieuses dans la classe des filles publiques.

5° Les rapports numériques entre les deux espèces principales des maladies vénériennes ont un peu changé. Les maladies syphilitiques ont légèrement augmenté de nombre; il y a deux ans, elles étaient de 25 °/₀, le quart de l'ensemble des maladies vénériennes; l'an dernier, elles ont été de 28 °/₀; c'est une augmentation de 3 °/₀.

6° La durée moyenne du traitement des malades envoyées à l'hôpital est restée sensiblement la même pour les deux années; elle a varié de 21 à 22 jours.

7° Les dénonciations militaires, au nombre de 100, n'offrent rien de plus à signaler au bout de l'année qu'à la fin de chaque mois; il y a encore près de la moitié de ces déclarations

(42) que l'examen le plus minutieux ne peut parvenir à justifier. Encore, la plupart des filles reconnues malades avaient été arrêtées avant la dénonciation, et plusieurs de celles dont la séquestration avait suivi la plainte étaient atteintes d'affections si légères (suintement uréthral ou leucorrhée) qu'elles ont été renvoyées de l'hôpital comme indemnes, après quelques jours de traitement.

Ces chiffres démontrent l'incertitude habituelle de ces dénonciations obligées que les soldats, par ignorance de l'origine de leur mal ou par un faux point d'honneur et de galanterie, éludent souvent, en portant leurs accusations sur les premières venues qui leur reviennent en mémoire, ou même sur celles qu'ils savent être saines et ne courir par conséquent aucun risque fâcheux.

8° La *statistique des vénériens de la garnison de Lyon* permet de constater des différences analogues à celles qui viennent d'être signalées chez les prostituées inscrites. Il y a un léger accroissement dans la proportion des maladies; la syphilis s'est accrue de 0,3 pour 100 hommes et la blennorrhagie de 0,6 pour le même effectif; et de même, la syphilis, qui n'entrait dans le groupe entier des maladies vénériennes que pour 33 °/₀ en 1876, y entre en 1877 pour 43 °/₀; c'est une augmentation de 10 °/₀. Malgré ce renversement de la marche ordinaire des affections syphilitiques et des maladies locales, la proportion générale des vénériens, dans la garnison de Lyon, reste de 1 à 2 pour 100 hommes d'effectif; ce qui est une proportion minime et presque la plus faible que nous ayons eue, depuis dix ans, comme on le voit dans le tableau comparatif suivant :

STATISTIQUE DES VÉNÉRIENS MILITAIRES DE LA GARNISON DE LYON

Pour l'année 1877

	Hommes	Nombre des vénériens par 100 h. d'effectif
Effectif moyen des troupes...........	17.130	
Nombre total des vénériens entrés dans les hôpitaux militaires.............	331	1.9
Nombre des vénériens atteints de syphilis	143	0.8
Nombre des vénériens atteints d'affections locales dites blennorrhagiques..	188	1.09

Sur 100 maladies vénériennes, il y a eu :
43 cas de syphilis, et
57 cas de maladies locales.
100

COMPARAISON DE LA STATISTIQUE MILITAIRE

De 1860 à 1877

SITUATION	Années	Effectif moyen des troupes	Nombre des vénériens entrés à l'hôpital	Nombre des vénériens par 100 hommes
Avant la réforme du service sanitaire	1860 1861	20.158 19.782	2448 2046	12.14 10.34
Pendant les trois premières années de la réforme	1867 1868 1869	18.189 18.460 17.845	1669 1247 1460	9.04 6.8 8.18
Pendant les quatre dernières années de la période actuelle	1874 1875 1876 1877	20.127 17.922 18.145 17.130	475 489 352 331	2.3 2.7 1.9 1.9

Ce tableau prouve que la proportion des vénériens de la garnison de Lyon, qui était de 10 et 12 °/ₒ avant la réforme du service sanitaire, est descendu à 9, 8 et 6 °/ₒ pendant les trois premières années de son existence; depuis quatre ans, cette proportion n'est plus que de 2 à 3 °/₀. L'autorité militaire ne peut donc pas dire, comme elle l'a fait en 1876, que le nombre des vénériens augmente dans l'armée de Lyon ; c'est le contraire qui est vrai, et d'une manière manifeste, ainsi que le démontrent les documents statistiques de l'État-major de la place.

L'augmentation dont on s'est plaint était seulement partielle et frappait en particulier les soldats du camp de Sathonay. Il est vrai que les filles inscrites du camp sont plus souvent malades que celles de la ville ; en 1874, ces filles donnaient, à la visite, 1 malade sur 5 filles, tandis qu'il n'y avait alors, en ville, que 1 malade sur 15 filles. Mais cette différence considérable, qu'explique le nombre relativement petit des filles du camp, eu égard à la population militaire de Sathonay, prouve aussi que la visite est bien faite, puisqu'elle révèle un tel écart.

Les soldats, d'ailleurs, apportent au camp plus de maladies qu'ils n'y en trouvent. Ils se renouvellent tous les trois mois, venant des différentes garnisons qui composent le 14ᵉ corps, et souvent de localités où n'existe aucune police sanitaire. Dès lors, rien d'étonnant s'ils arrivent fréquemment malades et s'ils infectent beaucoup de filles. Mais ils répandent aussi leurs maladies aux environs du camp, parmi les filles clandestines qui, à leur tour, faute d'être arrêtées, les transmettent aux soldats non encore atteints.

Les filles *en carte* du camp, très-rigoureusement assujetties à la visite, ne constituent donc pas la cause unique ni même la cause principale des maladies vénériennes qui se propagent à Sathonay. Lors des dénonciations des soldats contaminés, les filles accusées sont trouvées malades à peine une fois sur deux ; la plupart des plaignants ont donc contracté leur mal ailleurs. La source où ils la vont le plus souvent puiser, c'est parmi les filles clandestines qu'ils rencontrent, non-seulement aux abords de leur campement, mais partout et surtout dans la banlieue et les faubourgs de la ville, où, les jours de permission, ils se rendent en grand nombre.

Pour l'appréciation que nous venons de faire des maladies vénériennes chez nos soldats, il est nécessaire d'avertir qu'il n'est ici question que des vénériens entrés à l'hôpital, abstraction faite de ceux qui, pour des maladies légères, sont traités à la caserne. Mais la décroissance générale des maladies contagieuses dans l'armée de Lyon n'en est pas moins mise en évidence, puisque nous la déduisons d'un mode d'hospitalisation qui n'a pas changé, et sur lequel nous avons, tous les trois mois, des renseignements officiels.

II. — La *statistique des filles clandestines* se prête à des remarques du même ordre que celle des filles soumises.

Le nombre des arrestations de ces filles, pendant l'année 1877, n'a été que de 326, c'est-à-dire 43 de moins qu'en 1876; mais la proportion des malades est restée la même, si même elle n'a pas augmenté; de 63,6 °/₀ elle a monté à 63,9 °/₀.

Ces filles clandestines, si dangereuses pour la santé publique et dont le nombre s'accroît en raison même de la diminution des filles soumises, devraient être recherchées avec une activité sans relâche; car elles sont, pour les trois quarts, constamment atteintes des maladies contagieuses les plus graves. Et nous sommes vraiment inquiets quand nous voyons les arrestations, qui se sont élevées à plus de 600, de 1871 à 1874, descendre aujourd'hui jusqu'à la moitié de ce nombre sans motif suffisant, du moins sans motif capable de nous rassurer. Les erreurs bien rares qui ont été commises dans les arrestations de quelques femmes galantes non encore tombées dans la prostitution avérée, ni les réclamations parfois intéressées des journaux, ne doivent ralentir le zèle de l'Administration devant un devoir qui s'impose : celui de préserver autant que possible les jeunes générations de la plus dangereuse des maladies contagieuses, la syphilis, qui infecte non-seulement ceux qu'elle atteint directement, mais encore leur descendance par une procréation viciée jusque dans sa source.

Au point de vue des résultats statistiques du service sanitaire, il peut y avoir quelque intérêt à comparer entre elles un certain nombre d'années ; le tableau suivant va nous en fournir le moyen.

TABLEAU COMPARATIF DES ANNÉES 1867 à 1877

Pour les résultats statistiques du service sanitaire.

	1° FILLES SOUMISES				2° FILLES CLANDESTINES			
Années	Nombre des filles inscrites	Nombre des visites	Nombre des cas de maladie	Nombre des cas de maladies pr 100 filles	Nombre des filles cland. arrêtées dans l'année	Nombre des visites	Nombre des malades	Nombre des malades pour 100 filles
1867	659	22.191	401	5.08	337	748	190	56.37
1868	722	30.605	465	5. »	331	826	171	46.09
1869	775	31.709	521	5.5	394	939	188	47.6
1870	738	32.326	624	7.08	324	422	96	29.6
1871	777	25.325	1082	11.6	627	1216	305	48.6
1872	757	32.915	1040	11.4	579	1123	273	46.6
1873	742	30.648	821	9.18	631	1224	444	70.3
1874	728	28.659	611	7. »	630	811	313	49.6
1875	645	25.741	487	6.25	547	823	266	48.6
1876	651	25.275	588	7.52	369	508	235	63.6
1877	604	23.158	595	8.2	326	499	230	63.9

Voici les remarques qu'on peut faire sur la statistique de l'année 1877 comparée à celle des dix années précédentes :

1° Le nombre de filles inscrites en 1877 est le plus faible de la série des onze années mises en parallèle. Les causes présumées de cette diminution ont été précédemment indiquées : extension de la prostitution privée et rigueur de la police sur la voie publique.

2° Dans cette série de onze années, la proportion des malades est relativement favorable en 1877 ; on voit que dans les années troublées de 1870, 71 et 72 cette proportion est beaucoup plus grande ; c'est ce qui avait été déjà remarqué pour les années 1848 et 49.

3° La prostitution clandestine est le principal foyer de contagion des maladies vénériennes. Plus on arrête de filles clandestines, plus est forte la proportion de celles qu'on trouve malades. Cette proportion a varié de 29 à 70 °/₀ suivant les années et suivant le nombre des arrestations ; ces chiffres ont leur éloquence. C'est donc à rendre la police des filles soumises moins rigoureuse et celle des filles clandestines plus sévère que l'Administration doit s'appliquer ; la santé publique y gagnera doublement.

4° Une remarque générale sur la gravité des maladies vénériennes des filles publiques, c'est que, grâce à la fréquence et à la perfection de la visite actuelle, ces maladies sont généralement moins compliquées et exigent un séjour moins long à l'hôpital. Elles n'ont pas le temps de s'aggraver par la négligence des filles, par l'éloignement des visites et par l'absence de tout traitement, comme on le voyait souvent autrefois. Cette remarque, déjà faite antérieurement, est confirmée par l'observation des médecins du service sanitaire, pour l'année 1877.

§ VIII. — *Des modifications à apporter à l'organisation du service sanitaire — Desiderata.*

Le service sanitaire de Lyon, tel qu'il est aujourd'hui constitué, ne nous paraît réclamer aucune modification essentielle, tant pour le service actif dont nous n'avons pas à parler que pour le service médical qui est le sujet de nos observations.

Le service médical, en particulier, répond à tous les besoins.

1° Le nombre des médecins qui, après mûr examen, a été fixé à *six*, suffit très-largement à toutes les exigences de la visite ; il a été proportionné à celui des filles à visiter, à raison de *un* médecin pour *cent vingt* filles inscrites.

2° La visite, faite avec soin, a pour garantie le zèle de médecins expérimentés, qui obéissent à un réglement sous la responsabilité d'un médecin principal et remplissent leurs fonctions avec l'aide d'une infirmière et tous les moyens accessoires.

3° Le contrôle et la statistique sont assurés, soit par le procédé des jetons et des feuilles de visite, qui constituent un mode facile de vérification quotidienne ; soit par les rapports de chaque mois et de chaque année, qui sont basés sur des données numériques recueillies avec la plus grande attention, comme le prouvent les exemples qui en ont été fournis dans le chapitre précédent.

Rien donc de ce qui existe ne nous semble à changer ; car ce qui existe est le résultat satisfaisant de l'expérience acquise à Lyon, non moins que des emprunts judicieux faits au dehors. Cependant, nous ne pensons pas être arrivés à la perfection et nous cherchons toujours le mieux, sans craindre que le mieux soit ici l'ennemi du bien.

C'est ainsi qu'au nombre de nos *desiderata* principaux, nous placerons les suivants :

1° *Réimpression du règlement de la prostitution à Lyon.* — La dernière édition de ce règlement date de 1852 ; depuis longtemps, il n'est plus en harmonie avec les faits et ne peut qu'induire en erreur ceux qui le lisent. Un projet de réimpression a été depuis longtemps présenté ; l'Administration y pourrait facilement donner suite.

A ce règlement général de police, il conviendrait de joindre le règlement particulier du service actif et de celui du service médical ; ces documents officiels seraient utilement consultés par les administrateurs et les médecins qui ont à s'occuper de cet objet.

2° *Inscription d'office des filles publiques mineures.* — Après une enquête suffisante, ces jeunes dévergondées devraient être, comme à Paris, assimilées aux filles majeures.

A Lyon, l'assimilation existe *de fait ;* ces filles sont inscrites sur un registre à part et reçoivent une carte spéciale ; comme les autres, elles sont assujetties à la visite. Mais, à seize ans, âge de la responsabilité légale, elles devraient être rangées *de droit* parmi les prostituées ordinaires, dont elles forment d'ailleurs la classe la plus indisciplinée ; cette assimilation simplifierait la comptabilité et l'ordre du service.

3° *Augmentation du nombre des maisons de tolérance.* — Il est prouvé que la prostitution y est mieux surveillée et plus inoffensive. L'Administration devrait favoriser la multiplicité de ces maisons, en n'y proscrivant pas d'une manière absolue le débit des boissons, mais en le réglant ; en augmentant l'autorité des maîtresses et en diminuant la faculté que les filles ont de contracter des dettes et de s'en aller librement sans les payer. En face d'un mal nécessaire comme la prostitution, il faut savoir parfois tolérer un mal relatif, de peur de tomber dans un pire.

4° *Recherche plus active des filles clandestines.* — Ces filles sont les plus dangereuses de toutes ; elles recueillent et sèment dans les bas-fonds de la population des maladies que l'absence de tout soin laisse aggraver et rend en même temps plus contagieuses et plus longues, comme le prouve la durée plus grande du séjour de ces filles à l'hôpital. Malgré leur dénomination, les filles clandestines ne sont pas si insaisissables qu'on pourrait le croire, et leur liberté ne mérite pas d'être mieux respectée que celle des autres malfaiteurs de la société.

5° *Surveillance et rigueur contre les maisons de passe.* — Ces maisons sont des repaires où vont se perdre les filles mineures, les jeunes ouvrières et les domestiques détournées de leur devoir. Il faut les transformer en maisons de tolérance de second ordre, les considérer en quelque sorte comme les externats de la prostitution, et les assujettir à des visites régulières. Pour cela, il faut ruiner cette honteuse et dangereuse industrie, en la faisant continuellement traquer par des agents de surveillance à poste fixe, jusqu'à ce que ces maisons de débauche se rangent d'elles-mêmes sous la règle de l'Administration.

6° *Augmentation du nombre des lits d'hôpital pour les prostituées malades.* — A l'Antiquaille (division des Chazeaux), il y a 100 lits à cet usage ; cela fait, à raison de 700 filles publiques inscrites (sans compter les clandestines) 1 lit seulement pour 7 filles. A Paris, à Saint-Lazare, il y a 193 lits pour 4,159 filles inscrites, ce qui fait 1 lit pour 21 filles. Il y a donc à Lyon, pour les prostituées, trois fois plus de moyens d'hospitalisation que dans la capitale de la France. Et cependant nous demandons l'augmentation du nombre des lits à l'Antiquaille, parce que l'expérience prouve que ces lits sont quelquefois insuffisants, et que pour recevoir des nouvelles malades, on est forcé d'en renvoyer plusieurs qui ne sont pas suffisamment guéries et dont les rechutes sont immédiates.

Nous voudrions aussi qu'à l'hôpital, les filles clandestines, la plupart jeunes et à leur début dans le vice, fussent séparées des filles inscrites, pour les préserver d'un contact qui achève de corrompre celles qui ne le sont pas encore tout à fait.

7° *Organisation d'un travail obligatoire à l'hôpital et en prison* pour les filles qui y sont momentanément retenues. — Croirait-on que ces malheureuses, dont le séjour est parfois de vingt jours à Saint-Joseph et souvent de plusieurs mois à l'Antiquaille, ne sont, pendant tout ce temps, employées à aucun travail. On se demande avec inquiétude ce que l'oisiveté doit ajouter à leur dépravation, et quelle école de mœurs doit être une réunion de cent filles publiques dans le désœuvrement et le bavardage d'une si longue séquestration. Le travail qui, pour quelques-unes, pourrait être le commencement de la sagesse, serait pour toutes, à coup sûr, un secours contre l'ennui, et même pour un grand nombre le moyen de gagner un petit pécule bien utile au moment de leur mise en liberté.

Pourquoi encore, à l'hôpital et en prison, les filles, à certains jours, à certaines heures, ne seraient-elles pas distraites de leur travail, par des lectures et par des récréations convenablement choisies et dirigées ?

8° *Établissement d'un ouvroir public à Lyon.* — Là, pour un ou deux jours et même pour un temps plus long, les filles publiques à bout de tout ou tentées de mieux faire, et d'autres vagabondes trouveraient du pain et un gîte en échange d'une journée d'un travail quelconque.

Cette bonne œuvre, qui a été déjà mise en projet à Lyon, mériterait l'appui des âmes charitables et généreuses, honneur héréditaire de notre cité.

9° *Établissement d'un Dispensaire, au bureau de visite, pour les vénériens de Lyon.* — Il existe un établissement de ce genre dans la partie méridionale de notre ville ; il y fait beaucoup de bien. On devrait, d'après les mêmes règles, en créer un second pour les quartiers du nord, au Bureau de la visite sanitaire dont le local est, dès à présent, convenablement disposé et approprié à cette fin.

Deux fois par semaine, mais à des jours différents, les hommes et les femmes atteints de maladies vénériennes y seraient reçus à des consultations gratuites, avec distribution de remèdes. Hors des heures de la visite sanitaire, on choisirait le moment le plus convenable de la journée ; de trois à quatre heures du soir, par exemple.

Ce service serait confié aux médecins de la visite et pourrait fonctionner au moyen des mêmes employés ; une indemnité raisonnable serait allouée pour ce service.

10° *Attribution intégrale du produit des visites payantes aux besoins du service sanitaire et à l'entretien de l'ouvroir et du dispensaire* dont il vient d'être question. — Ce produit qui, en 1877, a encore été de 25,000 fr., après avoir toujours dépassé ce chiffre, devrait légitimement remonter à sa source, ne fût-ce que pour s'y épurer par la charité. Il serait suffisant pour atteindre le but d'humanité dont il s'agit, et cesserait d'être l'objet d'une critique souvent acerbe mais, suivant nous, mal fondée.

11° *Relèvement moral du service sanitaire.* — Pour sa bonne renommée et son bon fonctionnement, il importe que le service sanitaire soit considéré à l'égal d'un service d'hôpital. Dans ce but, il faut y attirer les médecins les plus distingués par tous les moyens possibles ; nous en signalerons quatre :

1° *Séparer le service de la visite du service de la police de sûreté.* — Dans l'opinion générale, le rapprochement étroit de ces deux services a toujours été fâcheux ; il nuit à la considération des médecins ; il est préjudiciable à leur succès de clientèle et, par suite, à leur position sociale. En septembre 1870, il a compromis l'existence de la Commission médicale par la communauté du lieu de ses séances à l'Hôtel de police et a été l'unique cause de son expulsion violente et de sa dissolution. En les séparant complètement l'un de l'autre, on pourrait rattacher le service sanitaire au Conseil d'hygiène et de salubrité et lui donner un local particulier. A Bordeaux, le service sanitaire est mis en régie, sous le contrôle de l'autorité. Il se suffit à lui-même et il rend compte de sa gestion. Les places de médecin y sont fort recherchées.

2° *Nomination des médecins sanitaires par le concours ou sur la désignation d'un corps compétent.* — Comme pour les hôpitaux, il faudrait mettre au concours la nomination des médecins du service, avec des conditions d'âge et de situation civile que de telles fonctions devraient toujours comporter. Une épreuve écrite sur un sujet de syphiligraphie ou de police sanitaire et une épreuve clinique seraient suffisantes, pour établir l'aptitude des candidats à remplir des fonctions mieux rétribuées que celles des médecins de nos hôpitaux, et qui exigent moins de peine et moins de responsabilité.

A défaut du concours, les nominations pourraient être faites sur les présentations de la Société de médecine ou d'une Commission supérieure, avec des conditions particulières d'éligibilité, comme d'avoir été interne dans un hôpital de vénériens et de posséder des titres scientifiques déterminés.

De toute manière, il conviendrait d'entourer ces nominations de garanties reconnues de capacité et même de garanties contre les caprices du sort ou de l'Administration. Elles ne seraient pas moins vivement disputées qu'aujourd'hui ; mais le public ne pourrait plus dire qu'elles sont le pur effet de la faveur et de l'intrigue : elles deviendraient le prix du travail et du mérite.

3° *Consultations gratuites pour les vénériens.* — Il faudrait donner aux médecins de la visite des fonctions plus pratiques, sinon plus importantes que celles qu'ils remplissent, en faisant d'eux les médecins traitants du dispensaire spécial demandé plus haut. Par leur utilité pratique, ces consultations accroîtraient l'expérience et la réputation des médecins sanitaires, et appelleraient à eux une clientèle très-nombreuse que la misère et l'ignorance poussent dans tous les piéges du charlatanisme.

4° *Création d'un comité supérieur.* — Il serait utile d'annexer au service médical de la visite un comité consultatif permanent, composé d'un certain nombre de membres pris parmi les anciens chirurgiens-majors de l'Antiquaille et parmi les anciens médecins sanitaires. Ce comité honorifique assisterait aux séances mensuelles de la Commission médicale du service et du Dispensaire, et en relèverait l'éclat par ses lumières. Il serait appelé à donner son avis dans les cas difficiles et à faire des propositions de réforme pour le service.

Des jetons d'honneur lui seraient attribués pour chaque séance.

12° *Centralisation de tous les services sanitaires de France.* — Enfin, s'il nous était permis de sortir un peu, non pas de notre sujet, mais du cadre que nous nous sommes tracé, nous émettrions quelques vœux plus généraux qui embrasseraient la police sanitaire de toute la France. Nous demanderions :

A. *La multiplication des services sanitaires.* — Ils n'existent que dans les villes de premier et de second ordre ; nous voudrions qu'il en fût créé partout où la prostitution publique compte une certaine quantité de ses représentants ;

B. Tous les services sanitaires devraient être soumis à un même règlement ; ce règlement serait la résultante de tout ce qu'il y a de sage dans les règlements de la France et de l'étranger.

Une Commission spéciale, nommée par le ministre de l'intérieur, serait chargée de rédiger ce règlement général et de le rendre le plus universellement applicable.

C. La *statistique des vénériens de chaque circonscription militaire* serait communiquée à la Commission médicale du service sanitaire le plus important de la circonscription. Cette statistique serait comme le thermomètre de la contagion vénérienne dans la garnison, et par suite dans la population civile elle-même.

D. Une *Commission centrale*, siégeant à Paris et présidée par l'*inspecteur général* de tous les services sanitaires de la France, aurait pour devoir de centraliser, au ministère de l'intérieur, les rapports annuels des Commissions locales et de faire, chaque année, un compte-rendu de tous ces travaux. Elle en tirerait certainement des conclusions pratiques sur l'état des maladies vénériennes dans notre pays et sur les moyens d'amener, avec le temps, l'extinction de la syphilis.

E. Le principal moyen d'atteindre ce but, serait d'instituer la *visite sanitaire obligatoire* des matelots, des soldats et des ouvriers des manufactures nationales, qui tous, au départ comme à l'arrivée, devraient se soumettre à la visite, et recevoir un certificat de santé ou entrer à l'hôpital en cas de maladie contagieuse.

F. Mais, pour que ces grandes réformes puissent s'accomplir, il faudrait qu'une *loi spéciale* fût présentée au parlement. Cette loi comblerait une lacune de nos codes que les administrateurs et les écrivains ont souvent regrettée.

En effet, il n'existe pas en France de loi sur la prostitution. Il n'y a que des règlements de simple police faits par les officiers municipaux, en vertu des lois suivantes :

1° La loi du 16-24 août 1790 (titre XI, art. 3, § 6), qui confie à la vigilance des corps municipaux le soin de prévenir et de faire cesser les *fléaux calamiteux*.

2° La loi du 19-22 juillet 1791 (art. 10), qui autorise les officiers municipaux, commissaires et officiers de police municipale à entrer, en tout temps, dans les lieux notoirement livrés à la débauche.

3° L'arrêté du gouvernement consulaire du 5 brumaire an XI (27 octobre 1800), qui charge les commissaires généraux de police du soin d'assurer la salubrité de la ville, par les moyens capables de prévenir et d'arrêter les maladies contagieuses.

4° La loi du 18 juillet 1837 (art. 11), qui donne pouvoir au maire de prendre des arrêtés, à l'effet d'ordonner des mesures locales sur tous les objets confiés, par les lois, à sa vigilance et à son autorité.

5° Enfin, l'instruction ministérielle la plus récente, celle du 23 avril 1859, qui fixe les principes d'après lesquels la prostitution publique doit être administrativement régie plutôt qu'elle n'en règle l'application.

L'absence d'une loi sur l'exercice de la prostitution, fondée sur ce que cette loi ne pourrait exister sans reconnaître en quelque sorte le droit à la débauche, est néanmoins regrettable. Elle empêche les résultats d'ensemble qu'aurait produits, dans tout le pays, l'application uniforme d'une loi générale; elle paralyse le bon vouloir des administrations locales qui, par respect de la liberté individuelle et par d'autres considérations, n'osent faire tout ce qui serait nécessaire pour combattre et réprimer la prostitution clandestine, foyer essentiel des maladies vénériennes.

A Lyon, il n'existe un règlement écrit sur la prostitution que depuis 1852. Avant cette époque, le régime de la prostitution était affaire d'habitude; il dépendait, comme aujourd'hui, du pouvoir discrétionnaire de l'Administration. Dans la pratique de chaque jour, il était déterminé par l'usage et, au besoin, modifié par le commissaire de police ou l'officier municipal particulièrement chargé du service. Le règlement actuel, qui a apporté au règlement de 1852 de considérables changements, date de 1867; nous en avons demandé plus haut l'impression, avec les additions nécessaires.

Mais la loi générale que nous réclamons aurait une visée plus haute que tous les règlements les mieux faits des grandes villes; elle ferait faire un pas à l'hygiène publique. Notre exemple serait suivi par d'autres nations en retard. Des mesures générales, européennes peut-être, en seraient la conséquence. Et qui sait? la syphilis, qui est le plus grand fléau des temps modernes, attaquée de toutes parts, comme autrefois la lèpre et la peste, finirait par céder et disparaître à son tour. « Des millions, s'écrie Parent-Duchâtelet, des millions sont dépensés tous les ans, depuis plus d'un siècle, pour la peste qui n'a pas dépeuplé Constantinople, et pour la fièvre jaune qui n'a pas empêché l'accroissement prodigieux des villes d'Amérique! et rien pour détruire ou pour arrêter les progrès de la plus grave et de la plus effroyable des pestes, qui, depuis trois siècles, réside parmi nous. Voilà, ajoute-t-il, ce qui ne peut se comprendre, et ce qui sera l'étonnement de nos enfants, qui ne pourront se rendre compte d'une pareille aberration,... » (Parent-Duchâtelet, t. II, p. 605.)

Bien des fois déjà des voix éloquentes ont fait à la société le même appel contre une maladie qui porte une atteinte si funeste à l'espèce humaine ; jusqu'ici, cet appel n'a pas été entendu. Mais, sans nous lasser, nous devons le répéter en toute occasion, pour préparer le consentement universel des nations civilisées qui serait indispensable à l'accomplissement d'une si grande entreprise. En attendant, ne négligeons jamais de provoquerles mesures locales que nous croyons utiles; quoique locales, ces mesures, en se généralisant, pourront mener au but que nous entrevoyons dans un avenir encore bien éloigné, mais que nous ne cesserons pas d'appeler de tous nos vœux.

CONCLUSION

Notre tâche est finie. Cette revue rétrospective du service sanitaire, de son organisation, de son mécanisme et de ses résultats, a dû faire voir, nous l'espérons, que ce service n'était ni aussi défectueux qu'on l'a dit, ni passible de tant de réclamations et de plaintes ; et que loin de mériter les sévérités de l'Administration actuelle, il était bien plutôt digne de ses encouragements, dans la voie de progrès où il a toujours été maintenu.

Toutefois, disons-le, ceux que nous avons voulu convaincre, ce ne sont pas ces hommes, légers de scrupules, qui ont condamné d'irréprochables fonctionnaires, sans les voir et sans les entendre ; ceux-là, aveugles et sourds de parti pris, ne pouvaient être ramenés ni avant ni après la publication de ce mémoire, lequel, du reste, avait été mis sous leurs yeux en temps utile. Aussi, au lieu de voiler l'arbitraire de leur sentence sous des allégations dénuées de preuve et des arguments politiques qui font sourire, eussent-ils mieux fait de déclarer ouvertement, comme en pays conquis, que *la force prime le droit!* Du moins, nul ne s'y fût trompé.

Quant à nos lecteurs que le dispositif d'un Arrêté captieux a pu illusionner, ils trouveront peut-être ici les rectifications nécessaires à leur bonne foi un moment surprise. Ils verront que ni soins ni peines n'ont coûté à une petite phalange de médecins zélés pour élever le service sanitaire de Lyon au premier rang des institutions prophylactiques de ce genre, et ils resteront persuadés que ce service a atteint son but, dans la limite du possible.

La prostitution publique, en effet, est comme un vaste marécage, dont la police sanitaire, même au prix d'un drainage sans relâche, ne peut assainir qu'un étroit périmètre. La prostitution tolérée seule est soumise à ses lois; quant à la prostitution clandestine, elle lui échappe dans une étendue sans bornes. Et si l'on est fondé à se plaindre des ravages que cette dernière fait dans la population, on ne saurait s'en prendre à la sentinelle attentive qui signale hautement le danger, mais bien à l'Administration qui, par les alternatives d'une vigilance tantôt plus tantôt moins active contre la prostitution clandestine, réprime ou multiplie, selon les fluctuations de sa convenance personnelle, cette cause la plus féconde des maladies vénériennes.

PIÈCES JUSTIFICATIVES

NOTE 1.

Le 27 mars 1878, M. Berger, préfet du Rhône, a fait remettre à M. le médecin en chef du service sanitaire l'expédition de l'Arrêté suivant, en date du 1er avril, et immédiatement reproduit par les journaux de Lyon :

Service sanitaire de la ville de Lyon.

Le Préfet du Rhône,

Vu les arrêtés qui régissent le service sanitaire de la ville de Lyon ;

Vu notamment les arrêtés des 25 avril et 8 mai 1872, 21 janvier et 1er mai 1874 ;

Considérant que l'expérience a démontré que le service sanitaire, tel qu'il est régi par les arrêtés antérieurs, est défectueux sous plusieurs rapports et a besoin d'être réorganisé ; que l'application du système actuel soulève sans cesse des réclamations et des plaintes ; mais que, sans attendre que l'Administration ait fait préparer un projet complet de réorganisation, il importe de prendre, dès à présent, certaines mesures urgentes ;

Considérant, en effet, que l'ancienne Commission a été révoquée sans que les motifs en aient été déterminés ; et qu'il n'y a pas lieu de maintenir une décision que des considérations politiques ont seules inspirée et à laquelle l'intérêt même de ce service est demeuré absolument étranger ;

Considérant qu'il n'est pas nécessaire, sous ce dernier rapport, qu'un médecin soit désigné par l'autorité pour exercer les fonctions de président et reçoive un traitement supérieur à celui de ses confrères ; qu'il est plus convenable et plus en harmonie avec l'esprit de nos institutions et la forme républicaine de laisser à la Commission le soin de constituer elle-même son bureau ;

Considérant qu'il faut prévoir le cas où, par suite d'une circonstance indépendante de sa volonté, un médecin titulaire serait empêché de remplir ses fonctions ;

Arrête :

Article 1er. — Une Commission de cinq membres, sous la présidence de M. le secrétaire général pour la police, est instituée pour étudier et préparer un projet de réorganisation du service sanitaire de la ville de Lyon.

Article 2. — Sont nommés membres de cette Commission, MM. les docteurs :

Gailleton, président du Conseil municipal de Lyon, professeur de clinique des maladies syphilitiques et cutanées à la Faculté de médecine ;

Rollet, professeur d'hygiène à la Faculté de médecine.

Horand, chirurgien-major de l'Antiquaille ;

Dron, chirurgien des Chazeaux ;

Diday, ancien chirurgien en chef de l'Antiquaille.

Article 3. — La Commission médicale actuelle est dissoute. En attendant la réorganisation définitive de ce service, il est momentanément confié à une commission provisoire composée de six membres titulaires et d'un suppléant.

Article 4. — Le traitement du médecin titulaire reste fixé à 2,000 fr. Aucun traitement fixe n'est attaché au titre de médecin suppléant, mais ce médecin touche le traitement du médecin titulaire qu'il est appelé à suppléer.

Article 5. — La Commission délègue elle-même chaque année son président et son secrétaire ; ceux qui remplissent ces fonctions n'ont droit à aucun supplément de traitement, mais le secrétaire reçoit une indemnité annuelle de 200 fr.

Article 6. — Sont nommés provisoirement médecins du service sanitaire de la ville de Lyon, pour entrer en fonctions du jour de la notification du présent arrêté, les docteurs en médecine dont les noms suivent :

Médecins titulaires : MM. Giraud, Icard, Rivoire, Viennois, Coutagne, Carry.

Médecin suppléant : M. Albert.

Article 7. — M. le secrétaire général pour la police est chargé d'assurer l'exécution du présent arrêté.

Lyon, 1er avril 1878.

Le Préfet du Rhône : Signé : Berger.

Le 28 mars, la Commission médicale du service sanitaire, réunie en séance extraordinaire, prit connaissance de l'arrêté qui précède, par lequel elle était dissoute, et qui, en attendant la réorganisation définitive du service, le confiait *momentanément* à une commission *provisoire* composée de six membres titulaires et d'un suppléant.

La Commission décida :

1° Qu'elle terminerait sa mission, le 31 mars, conformément à l'arrêté de révocation ;

2° Que, comme d'habitude, elle adresserait au Préfet son rapport réglementaire pour le mois écoulé ;

3° Qu'elle ferait accompagner ce rapport d'une protestation contre l'acte qui la frappait d'une manière si injuste, et que cette protestation serait rendue publique par les journaux, comme l'arrêté de sa révocation ;

4° Que son président proposerait à la Société de médecine la lecture d'un compte-rendu sur l'organisation actuelle du service sanitaire et sur les résultats de la visite, au point de vue de la prophylaxie des maladies vénériennes, à Lyon.

Ainsi fut fait.

Le 1er et le 8 avril, M. Garin lut à la Société de médecine son compte-rendu sur l'organisation du service sanitaire ; le 6 avril, il adressa son rapport mensuel à M. le Préfet, avec la protestation convenue ; et le 11 avril, le *Salut Public* publiait cette protestation adoptée en commun, en la faisant précéder de quelques mots d'appréciation sur l'acte de la révocation qui en était l'objet.

Extrait du Salut Public *du 11 avril 1878 :*

Parmi la série des révocations et des destitutions que poursuit M. le préfet du Rhône avec une telle précipitation que nous avons peine à les enregistrer toutes, nous avons signalé sans commentaires celle des médecins chargés du service sanitaire.

Cette mesure, inspirée par des motifs politiques, alors qu'on n'eût jamais supposé que la politique pût avoir quelque chose de commun avec le service sanitaire, a amené la protestation suivante que les médecins révoqués viennent d'adresser à M. Berger :

Monsieur le Préfet,

Malgré une destitution imméritée, la Commission du service sanitaire tient à remplir son devoir jusqu'au bout en vous présentant son rapport réglementaire sur le service, pour le mois de mars 1878. Mais elle ne peut, sans protester énergiquement, accuser réception de l'Arrêté par lequel vous lui avez si inopinément signifié et sa révocation et la réorganisation de son service.

Les considérants de cette mesure tendent, en effet, à faire croire que des plaintes et des réclamations s'élevaient sans cesse contre ce service, et que des inconvénients sérieux en rendaient la reconstitution nécessaire.

Permettez-nous, Monsieur le Préfet, de repousser ces accusations, aussi offensantes que mal fondées. Jamais, jusqu'à ce jour, aucune plainte n'a été formulée contre nous par votre adminstration, ni par celles qui l'ont précédée.

Si, dans le service *médical*, des abus ou des désordres nous avaient été signalés, notre devoir aurait été d'y porter remède, et ce devoir, on en peut être certain, nous n'y aurions pas manqué. Mais rien de pareil ne s'est produit.

Si des réclamations venues du dehors ont été faites contre le service *actif ou de surveillance*, ce ne peut être que par des personnes intéressées à renverser le système actuel de la visite, pour lui substituer d'autres procédés plus favorables à leurs vues particulières qu'à la salubrité publique. L'Administration n'a pas eu, sans doute, à tenir compte de ces plaintes, puisqu'elle ne les a pas transmises à la Commission, qui, au contraire, n'a jusqu'ici recueilli de sa part que des éloges.

Nous n'en saurions douter, votre autorité, Monsieur le Préfet, a été circonvenue et trompée ; vous avez cru réparer une injustice, et c'est une iniquité qu'on vous a fait commettre. L'arrêté préfectoral du 21 janvier 1874, qui avait rétabli dans leurs fonctions les anciens médecins du service sanitaire, brutalement expulsés en septembre 1870, a seul été un acte de réparation. L'arrêté qui nous destitue aujourd'hui ne peut prétendre à ce titre en nous donnant de nouveau pour successeurs des confrères une fois déjà mis indûment à notre place. C'est là un acte de réaction politique dans un service où l'intervention de la politique est au moins étrange, et contre des médecins honorables qui n'ont jamais failli à leur devoir.

Mais, dit-on, ces médecins ont abandonné leur poste le 4 septembre, et volontairement, lâchement peut-être, ils ont laissé à d'autres la place vacante.

Rien n'est plus faux, Monsieur le Préfet, que cette calomnie insigne dont on s'est méchamment servi contre nous. La *carte de circulation* que le président de la Commission sanitaire obtint alors du Comité central de salut public est là pour le prouver ; grâce à ce *permis* et malgré les obstacles du moment, le médecin en chef du service et quelques-uns de ses collègues purent chaque jour pénétrer dans l'hôtel de police envahi et y faire leurs efforts pour maintenir la visite. C'est seulement le 10 septembre, dans le cabinet même de la visite, qu'un prétendu délégué de la préfecture de police sans mandat, mais non pas sans pouvoir, vint nous signifier l'ordre *écrit* (il est encore dans nos mains) de cesser nos fonctions. Fallait-il opposer la force à un ordre qu'une force sans réplique possible aurait appuyé sur-le-champ ?

On dit encore ceci : « Sous la République, le service sanitaire n'a pas besoin d'un président nommé par l'Administration ; le président doit être l'élu de ses collègues. » Soit. Il n'en est pourtant pas ainsi dans la plupart des grandes villes, à Paris même, où le service sanitaire, avec son médecin en chef nommé sans le suffrage de ses pairs, a pu vivre sous tous les régimes, y compris la Commune, et ne subir aucune atteinte. Rien, d'ailleurs, n'était plus facile que de changer le président de notre Commission sans détruire la Commission elle-même, d'autant moins (puisqu'on veut y mêler la politique) que cette Commission, sauf erreur, était composée de quatre républicains de vieille date, et pour le surplus, croyons-nous, de deux collègues parfaitement inoffensifs. Mais le prétexte politique pris pour colorer l'acte qui nous révoque n'a trompé personne : il fallait donner satisfaction à des convoitises; il fallait tenir des engagements, et au prix de la justice les engagements ont prévalu. Où irons-nous si la politique intervient désormais dans la composition des commissions de médecine ? Le service des hôpitaux lui-même n'y résisterait pas, et bientôt le médecin, dans la pratique de son art, ne pourrait soigner un malade sans faire d'abord sa profession de foi !

La Commission du service sanitaire avait à cœur, Monsieur le Préfet, de vous faire connaître son sentiment sur une mesure de votre administration qui la frappe à la fois dans son honneur et dans ses intérêts, et qui renvoie de leurs fonctions, sans égards comme sans équité, des hommes d'expérience depuis longtemps chargés d'une mission qu'ils remplissaient avec zèle et avec succès pour la santé publique.

Ne pouvait-on, du moins, les sacrifier sans leur infliger un blâme démenti par les faits ? Le service dont ils ont su faire, — pourquoi ne le dirions-nous pas ? — un modèle d'organisation prêt à soutenir tout contrôle comme tout parallèle, ce service méritait mieux qu'une destitution que l'opinion publique réprouve et dont souffre la dignité de ceux-là mêmes qui en profitent.

Pour nous, c'est le front haut que nous acceptons notre disgrâce, car elle ne peut nous nuire dans l'estime que nous prisons le plus, celle de nos confrères qui nous ont vus à l'œuvre et qui seuls peuvent nous juger.

Veuillez agréer, Monsieur le Préfet, l'expression de notre respectueuse considération.

LES MÉDECINS DE L'ANCIEN SERVICE SANITAIRE.

NOTE 2.

Extrait du registre des procès-verbaux de la Société nationale de médecine de Lyon.

Séance du 8 avril 1878. — Présidence de M. Rambaud.

M. Garin lit la deuxième partie de son rapport sur l'*organisation médicale du service sanitaire à Lyon.*

A la suite de cette lecture, qui a été écoutée avec un vif intérêt par la Société de médecine, plusieurs membres, sur l'invitation de M. le Président, prennent successivement la parole pour en faire ressortir toute l'importance, quant aux faits de détail et aux considérations d'ensemble.

M. Bourland. En laissant de côté les incidents qui se rattachent au rapport de M. Garin et qui ne sont pas de la compétence de notre Société, j'ai été frappé des faits qu'il renferme et qui touchent à l'hygiène. Parmi ces faits, l'absence de législation sur la prostitution, mal qui existe et que la science doit chercher à supprimer dans ses résultats, mérite d'attirer notre attention. M. Garin dit que les mesures de police varient suivant les hommes qui sont à la tête de l'Administration. Il est donc du droit et du devoir de la Société de médecine d'émettre un vœu. Ce vœu est qu'une loi réglementant la prostitution soit élaborée par nos législateurs. La dépopulation de la France est considérable; or, la syphilis en est certainement une des causes. Si donc on arrêtait les progrès de cette maladie, notre Société par son initiative aurait bien mérité.

M. Bouchacourt, comme président de la Commission de vaccine qui s'occupe à un autre point de vue des questions d'hygiène urbaine et sociale, espère que la Commission médicale nommée par l'Administration pour l'organisation du service sanitaire, non-seulement recherchera les lacunes ou les défauts de l'ancien service, mais encore mettra sur la voie d'améliorations toujours désirables et d'une grande importance lorsqu'il s'agit de question d'hygiène sociale. Il est impossible qu'elle ne rende pas justice à ce qui a été fait, et que l'exposé si intéressant que vient de lire notre honorable collègue M. Garin ne soit consulté avec fruit, et ne fasse regretter qu'il n'apporte plus personnellement le concours de son expérience et de son activité à un service qu'il a contribué à réorganiser d'une manière aussi complète.

Nous n'avons pas à intervenir, ajoute M. Bouchacourt, dans ces questions au point de vue administratif; mais dès l'instant qu'il s'agit de faits concernant l'hygiène et la médecine, il nous est aussi difficile de nous désintéresser des travaux entrepris par nos collègues et de leurs succès, que de rester indifférents à leurs mécomptes ou à leurs disgrâces.

Remercier M. Garin de sa communication, engager la Commission organisatrice à profiter des renseignements utiles qu'elle renferme, au besoin même appeler lui ou l'un de ses collègues dans son sein pour avoir de vive voix un complément d'utiles renseignements, me semble la conclusion toute naturelle et que je propose à la Société après cette lecture.

La Société de médecine ne verrait-elle pas aussi avec plaisir notre Président sortant, M. Rodet, dont les travaux sur ces questions sont si justement appréciés, faire partie de cette Commission. Son absence a été regrettée par plusieurs d'entre nous.

C'est par ce simple vœu que M. Bouchacourt termine ses réflexions.

M. Diday. J'appuie le vœu exprimé par M. Bouchacourt. Je désire même que l'avis de la Société parvienne à l'oreille de l'autorité. Nous pourrions donc, si la Société le jugeait convenable, lui communiquer le procès-verbal de la séance.

M. Garin. Relativement au vœu qui a été exprimé, que je fisse partie de la Commission organisatrice, je remercie mes collègues de leur bonne intention, mais je demande à rester en dehors des débats.

M. Diday. M. Garin a-t-il l'intention de refuser ses lumières à la Commission organisatrice et accepterait-il, oui ou non, de faire partie de cette Commission si l'Administration le lui proposait ?

M. Garin. Je tiendrais certainement à honneur de faire partie de la Commission où figure M. Diday et plusieurs de mes distingués collègues, mais ma position serait délicate. C'est donc de ma part un acte de modestie ou de conciliation plutôt qu'un refus formel.

M. Bourland. M. Garin ayant demandé qu'on étudie la question d'organisation du service médical, pour le mettre à l'abri des changements, je proposerai que l'avis de notre honorable collègue soit pris en considération par la Commission organisatrice.

En outre, il désire que la nomination des médecins soit déférée à la Société de médecine, c'est là un vœu que nous pouvons émettre.

M. P. Meynet déclare que les membres de l'ancienne Commission médicale du service sanitaire sont très-satisfaits de ce qui vient de se passer au sein de la Société de médecine, et croit que la discussion doit s'arrêter au point où elle en est arrivée.

M. Bourland demande si la nomination des médecins du service sanitaire doit être laissée à l'arbitraire.

M. Chappet répond qu'il faut laisser le soin de trancher cette question à la Commission organisatrice.

Le secrétaire adjoint, M. Horand.

Séance du 15 avril.

La Société a reçu une lettre adressée au Président par M. le docteur Garin. Cette lettre contient la proposition suivante :

La Société de médecine considérant :

1° Que le mémoire de M. Garin sur le service sanitaire est une description complète de ce service, tel qu'elle en a elle-même fixé les bases en 1866, après une longue et mûre discussion ; 2° que ce mémoire contient des renseignements nombreux et précis sur tout ce qui concerne cet important service ; 3° qu'il pourra être utilement consulté, soit pour les indications qui y sont consignées, soit comme terme de comparaison, quand les progrès qu'on est en droit d'attendre de l'avenir seront réalisés ;

Décide :

1° Le mémoire de M. Garin est renvoyé au comité de publication ; 2° un exemplaire de ce mémoire sera adressé à la Commission de réorganisation du service sanitaire, en appelant particulièrement son attention sur les points suivants :

1° Maintien de la visite au bureau pour les filles publiques de toute catégorie, sans en excepter les filles de maison ; 2° recherche active des filles clandestines et augmentation du nombre des maisons de tolérance ; 3° travail obligatoire pour les filles publiques séquestrées à l'hôpital ou en prison ; 4° dispensaire annexe de consultation gratuite et de traitement pour les vénériens des deux sexes ; 5° ouvroir public pour les femmes sans ressources et que la misère pousse souvent à la prostitution ; 6° affectation de la totalité du produit de la taxe à la création et à l'entretien des deux établissements précédents ; 7° séparation du service sanitaire de la police de sûreté et rattachement direct de ce service au Conseil d'hygiène ou à l'administration municipale ; 8° nomination des médecins sanitaires par voie de concours, ou sur la présentation d'un corps compétent, de manière à rendre ces nominations stables en les mettant à l'abri des fluctuations de la politique ; 9° nécessité d'une loi générale sur la *prostitution publique*, et sur la surveillance tant administrative que médicale qu'elle comporte.

M. le Président. Il est proposé à la Société de s'associer pleinement aux vues de M. Garin, de décider l'impression de ce mémoire dans les actes de la Société, et l'envoi d'un exemplaire de cet important travail au Comité de réorganisation du service sanitaire, en lui recommandant expressément tous les points signalés par l'auteur. Avant d'ouvrir le vote sur sa proposition, M. le Président demande à la Société si quelque observation peut être présentée au sujet des propositions de M. Garin.

M. Dron accepte parfaitement la première des conclusions de M. Garin et le premier paragraphe de la seconde. Mais quant aux considérations qui suivent, M. Dron n'est pas d'avis que la Société en fasse mention. En effet, en appelant l'attention de la Commission de réorganisation du service sanitaire sur les vœux qu'émet M. Garin, la Société semble leur donner son approbation, ce qui ne peut être puisque ces vœux n'ont pas été discutés par elle. Jusqu'à plus ample informé, ils doivent être considérés comme propres à leur auteur. En les signalant d'une façon spéciale, la Société leur donne une sanction qui n'est pas légitime, puisqu'il n'y a pas eu de débat contradictoire et que les dissidents n'ont pas été entendus. M. Dron demande, en conséquence, que la Société adopte seulement les deux premiers articles des conclusions présentées par M. Garin, et passe sous silence les conclusions qui les terminent.

M. Bourland. La Société, qui a donné nettement son approbation au travail de M. Garin accède à la demande faite par l'auteur de renvoyer ce travail au Comité de réorganisation, et de recommander l'étude des propositions importantes qu'il contient ; mais comme nous n'avons pas discuté ces conclusions, nous n'imposons pas leur adoption.

M. Dron. Il n'en résulte pas moins une recommandation expresse au fond, bien que la forme évite celle du mandat impératif.

M. Bouchacourt. La Société a donné son approbation au travail de M. Garin, elle renouvelle aujourd'hui cet appui, sans entrer dans le détail des conclusions, ce qui nous entraînerait trop loin.

M. le Secrétaire général. Nous trouvons très-importants les points de pratique soulevés par M. Garin, sans décider la solution à donner à des questions dignes d'une étude sérieuse.

Un vote public décide que la Société statuera immédiatement sur la demande faite par M. Garin et formulée par M. le Président.

Un second vote repousse l'amendement de M. Dron et décide qu'aucune restriction ne sera apportée à l'approbation donnée par la Société à toutes les propositions de M. Garin.

Le secrétaire adjoint, Boucaud.

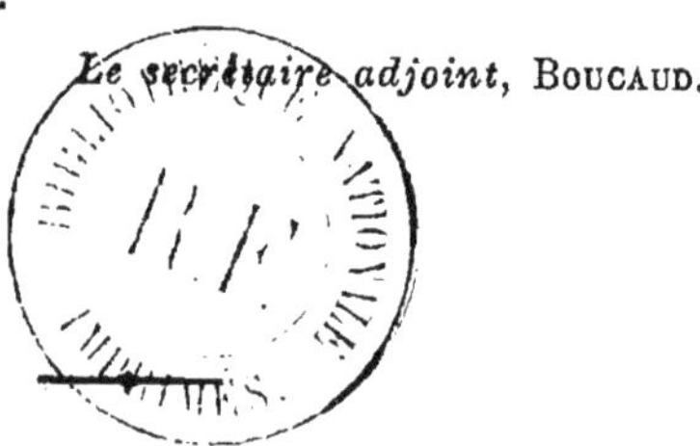

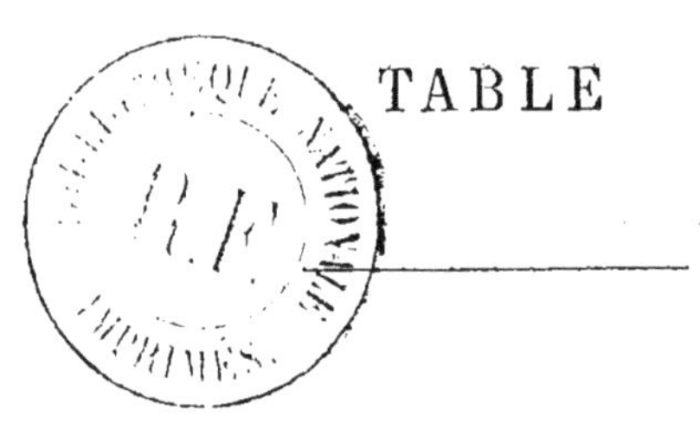

TABLE

Lyon, Assoc. typ. — C. Riotor, rue de la Barre, 12.

www.ingramcontent.com/pod-product-compliance
Ingram Content Group UK Ltd.
Pitfield, Milton Keynes, MK11 3LW, UK
UKHW022138190726
13855UKWH00003B/1217

9 782013 089425